Talma

AF305893

T⁸⁵
Te
13

INSTRUCTIONS

NECESSAIRES

POUR L'ENTRETIEN

DES DENTS.

MOYENS les plus sûrs d'en prévenir les douleurs, & de les conserver jusques dans une extrême vieillesse.

PAR le Sieur TALMA, reçu Expert Dentiste au Collége Royal de Chirurgie de Paris, rue Mauconseil, vis-à-vis la Comédie Italienne.

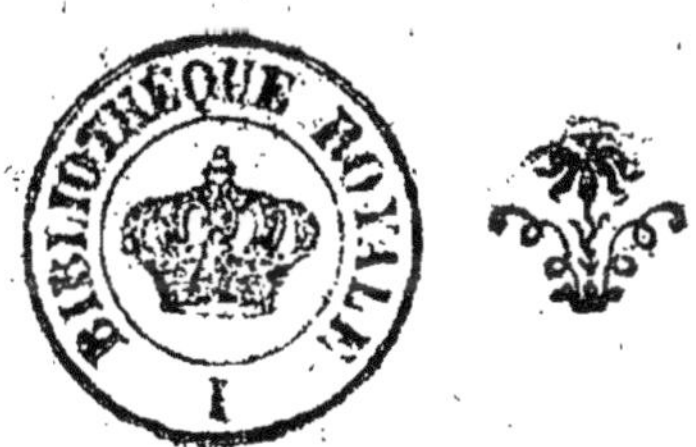

A PARIS,

De l'Imprimerie de Louis CELLOT, rue Dauphine.

M. DCC. LXX.

Avec Approbation & Permission.

INSTRUCTIONS

NECESSAIRES

POUR L'ENTRETIEN

DES DENTS.

D'APRÈS les accidens que je vois arriver tous les jours, par le peu de foin qu'on prend de fa bouche, je crois pouvoir affurer que la perte des dents eft prefque toujours occafionnée par la négligence de ceux qui en font les victimes, faute d'avoir recours aux remedes dès l'origine du mal : cette négligence produit néceffairement dans la bouche un défordre confidérable, dont on n'arrête que très-difficilement les progrès, quand on attend à le faire à l'extrémité.

La bouche doit être confidérée comme la partie du corps la plus fufceptible de propreté ; & c'eft celle cependant à laquelle on fait le moins d'attention. Nous fommes fort délicats fur le choix & la qualité des alimens que nous prenons, & nous négligeons abfolument tout ce qui

A ij

peut entretenir la pureté de cet organe.

C'est pour en prouver la néceffité, que je me détermine à faire part au public des moyens les plus fûrs que j'ai employés pour la confervation des dents jufques dans un âge fort avancé, pourvu toutefois que l'on fuive exactement la méthode que je prefcris, & dont je vais fuccinctement établir les principes fondés fur une étude réfléchie, & les cures que j'ai faites.

En attendant que je donne un ouvrage plus détaillé fur les maladies des dents & des gencives, je me contente d'expofer ici un abrégé des moyens les plus effentiels à l'entretien de parties fi néceffaires.

L'homme, naturellement très-attentif au foin de fa fanté, devroit-il négliger de faire mouvoir un de fes principaux refforts, la bouche, dont la confervation dépend prefque toujours du fecours de l'art ?

Je ne fuis point furpris que dans le nombre de ceux qui n'ont jamais reffenti de douleurs de dents, il s'en trouve peu qui cherchent à s'inftruire par des differ-tations qui y font relatives. Ces fortes de perfonnes font excufables; mais ce qui m'étonne, c'eft que les autres, qui font fans contredit prefque le général, préfe-rent fouvent de fouffrir les douleurs les plus infupportables, aux moyens faciles qu'ils auroient de fe les épargner, & de conferver leurs dents en recourant aux gens de l'art. Qu'ils penferoient bien dif-féremment, s'ils favoient apprécier les avantages qu'on en retire ! Le foin qu'on a de fes dents influe fur les autres organes : le fon , l'articulation , la prononciation diftincte , en dépendent abfolument ; elles ne font pas moins néceffaires pour le foutien des joues & des levres ; & pour s'en convaincre , il n'eft befoin que de donner une idée de leur formation.

Vers l'âge de deux ans ou environ , les enfans doivent avoir vingt dents, qu'on nomme dents de lait : elles demeurent en cet état jufqu'à l'âge de fix à fept ans, où elles commencent alors à tomber dans le même ordre qu'elles font venues , & ne font renouvellées toutes que vers l'âge de treize à quatorze ans ; c'eft fur tout jufqu'à cet âge que la préfence du Dentifte eft indifpenfable ; j'en ferai voir la néceffité. Il en vient encore douze autres , appellées groffes molaires , favoir , quatre vers l'âge de fix à fept ans , quatre autres entre onze & douze , & les quatre dernieres , nommées vulgairement dents de fageffe , à l'âge de vingt ans ou environ ; il arrive quelquefois que celles-ci ne viennent jamais , ou dans un âge plus avancé.

Il eft très-important, pour la formation

des dents, que les enfans prennent une bonne nourriture, sans quoi il peut leur survenir des accidens très - fâcheux ; j'en parlerai plus bas.

Quand les dents des enfans viennent à percer, & qu'ils en sont incommodés, soit par des fluxions, des catarres, la toux, les convulsions, les vomissemens, la diarrhée, & le flux de sang, tous accidens d'où quelquefois s'ensuit la mort ; c'est alors que pour les prévenir il faut avoir recours à un Dentiste expérimenté, aidé d'un Médecin, ou d'un bon Chirurgien ; souvent la plus légere opération, jointe au traitement, suffisent pour sauver la vie à l'enfant.

Au renouvellement des secondes dents, c'est-à-dire, celles qui doivent remplacer les dents de lait, il seroit d'une conséquence infinie, pour les avoir bonnes & bien rangées, que les peres & meres, & tous ceux qui sont chargés de la conduite des enfans, principalement dans les communautés religieuses, colleges, pensions, &c. fissent choix d'un Dentiste éclairé, dont la présence est absolument nécessaire, comme nous l'avons dit, sur-tout depuis l'âge de sept ans jusqu'à celui de quinze à seize ou environ ; il feroit de tems en tems la visite de la bouche de ces enfans, & se

conduiroit avec aſſez de prudence pour
diriger l'ordre de ſes opérations ; ſes ſoins
multipliés y produiroient un merveilleux
arrangement , & donneroient aux parens
la ſatisfaction qu'ils ſe refuſent , dans la
crainte d'un entretien trop diſpendieux.
Il leur indiqueroit les moyens de ſe la
conſerver propre & ſaine ; les enfans s'en
feroient une habitude , & ſe préſerve-
roient du limon tartreux, qui fait toujours
de grands ravages ſur les gencives & ſur
les dents , dont il cauſe quelquefois la
perte , comme je vais le faire voir. Les
enfans , dis-je , feroient à l'abri de tous
ces accidens , ſi l'on avoit ſoin de ſuivre la
méthode que je viens de preſcrire. Il eſt
des cas où une dent de lait qui ſe trouve
gâtée , peut affecter celle qui doit la rem ꞈ
placer ; inſenſiblement la maladie ſe com-
munique de proche en proche. De plus,
une dent qu'on manquera d'extraire à propos , expoſe à faire percer hors de rang
celle qui doit la remplacer , ce qui fait
que nous voyons tous les jours quantité
de perſonnes qui ont les dents ſi diffor-
mes , & qui les auroient très-belles ſi on
avoit aſſez veillé à leur ſortie.

Si les peres & meres réfléchiſſoient ſur
les principes que j'établis ici , ils compren-
droient de quelle importance il eſt que la

bouche de leurs enfans foit vifitée fouvent dès leur bas âge, & entretenue par un habile Dentifte.

Je conviens qu'autrefois on avoit le préjugé de croire qu'en faifant toucher à fes dents elles s'ébranloient, fe déchauffoient, & perdoient leur émail, ce qui faifoit qu'on ne fe fervoit du Dentifte que dans les cas extrêmes; il en eft même aujourd'hui qui prétendent que l'entretien d'une bouche occafionne la deftruction prochaine des dents. Mais il fuffit de faire attention à ce que j'expofe ici, pour fentir le faux de ce préjugé; & fi l'on veut adopter les principes que j'ai puifés dans la théorie & dans la pratique de mon art, je me flatte que le public reviendra bientôt de cette erreur, en rendant à l'artifte zélé, qui fe confacre à fon fervice, la juftice qu'il doit en attendre.

Qu'il me foit permis de m'étendre un peu fur quelques genres de maladies dont les dents font affectées.

Une mauvaife nourriture dès le berceau, des fievres malignes, la petite vérole, des écrouelles,&c. toutes ces maladies arrivant lorfque les dents s'offifient, & dans le tems qu'elles n'ont point encore acquis le degré de confiftance & de dureté, les empêchent fouvent de profiter, & les rendent

prefque toujours d'une mauvaife qualité ;
leur fubftance émaillée en eft quelquefois
détruite, & remplie d'afpérités à leur fur-
face, qu'on diroit être percée comme de
petits trous de vers. Ces fortes de dents ne
font jamais de grande durée, à moins
qu'on n'y apporte des remedes propres à
les prolonger, comme de plomber celles
qui font fufceptibles de l'être, de n'y point
laiffer amaffer de limon, d'avoir un grand
foin de fa bouche. On peut, par ces moyens,
les conferver bien des années.

A l'égard des maladies de bouche, qui
proviennent du fcorbut, ou des maux
vénériens, quoiqu'elles foient du reffort
de la chirurgie, qui doit en connoître
avant le Dentifte, il n'eft pas moins expé-
dient de recourir dans ces cas aux con-
feils d'un artifte habile, qui peut remédier au moins au vice local, & éloigner
les accidens occafionnés par les humeurs
âcres & corrofives, qui, filtrant entre les
dents, en détruifent l'émail ; l'émail une
fois détruit, les dents fe carient, &
quelquefois les os de la machoire.

Difons ce que c'eft que le tartre, & pat-
lons des effets dangereux qu'il occafionne,
tant fur les dents que fur les gencives.

Les caufes les plus ordinaires du tartre,
font une falive plus ou moins viciée, ce
qui fe voit fouvent chez les perfonnes d'un

certain âge ; les vapeurs de l'eſtomac pro-
venant d'une mauvaiſe digeſtion , quelques portions d'alimens qui s'attachent aux
dents,& qui par ſucceſſion de tems,faiſant
couches ſur couches , forment à la fin un
volume pierreux très-conſidérable.

Je ne pourrois trouver d'expreſſions trop
fortes , ſi je voulois préſenter au public le
tableau des déſordres affreux que ce limon
produit dans la bouche. Il met les dents
& les gencives dans un délabrement affreux. Pour ſe convaincre de cette triſte vé-
rité , il ne faudra pas faire beaucoup de recherches. Rien de plus ordinaire que de
trouver des perſonnes au-deſſous de l'âge
de trente-ſix à quarante ans , dont les dents
paroiſſent plus longues qu'elles ne de-
vroient être ; les gencives une fois rongées
par l'âcrimonie & l'activité de ce limon
qui ſe porte toujours vers la racine de la
dent , les cloiſons mitoyennes & les bords
alvéolaires , le périoſte ou la membrane
qui retient la dent ferme & ſolide dans la
cavité où elle loge , ſe trouve ſouvent
détruit ; d'où il s'enſuit un ébranlement
conſidérable de toutes les dents ; c'eſt alors
qu'on ſe trouve dans la triſte néceſſité de
les perdre les unes après les autres , quoiqu'elles ne ſoient point gâtées.

Le tartre qui s'attache aux dents les rend
d'une couleur jaune , verte ou noire , &

donne à la bouche la mieux meublée , l'af-
pect le plus rebutant , & l'odeur la plus
infupportable.

C'eft encore le tartre qui occafionne
très-fouvent une fuppuration qu'on voit
filtrer entre les gencives & les dents ; l'é-
levation qu'il fait faire à la gencive com-
prime les petits vaiffeaux fanguins qui fe
trouvent dans ces parties : d'où il arrive que
la circulation ne fe faifant plus , ces petits
vaiffeaux engorgés produifent un gonfle-
ment confidérable fur toute l'étendue de la
mâchoire qui borde l'arcade alvéolaire.

Doit-on s'étonner , après cela, fi ce corps
étranger , d'où vient ce défordre , rend ces
mêmes parties mal - faines , & engendre
par conféquent de petits ulceres aux gencives, qui s'étendent du collet de la dent
à ces cloifons mitoyennes du bord alvéolaire , & qu'à la longue ces lames offeufes
fe détruifent par la fuppuration ? Si on n'y
apporte alors le remede le plus prompt ,
on s'expofe à la perte de toutes fes dents.

Pour prévenir tous ces accidens, j'ai dit
qu'il ne falloit point laiffer féjourner de
tartre fur les dents ; mais comme il eft
prefque impoffible, quelque foin qu'on en
ait, qu'il ne s'y en amaffe quelque parcelle,
il eft indifpenfable auffi à ceux dont les
dents font plus fufceptibles d'être affectées
de ce limon , de fe les faire vifiter auffi
fouvent que le cas l'exige.   A vj

Nous venons de parler de la suppuration causée par le tartre ; il en est une à laquelle les gencives sont sujettes, & qui provient d'une déperdition de substance, occasionnée par un vice dans la masse du sang. Pour arrêter cette suppuration, il ne s'agit que de le purifier, en employant les remedes que la médecine ordonne, en même tems que le Dentiste, de concert avec le Médecin, opere habilement sur les parties affligées, pour arrêter les progrès de la maladie.

Disons un mot de la carie des dents, & des causes auxquelles on doit l'attribuer.

La premiere cause de la carie des dents, sur-tout les incisives de la mâchoire supérieure aux parties latérales, provient de ce qu'en général elles croissent souvent trop serrées. Il n'y a guere d'enfans à qui cela n'arrive, & à qui on ne soit alors obligé d'en supprimer, pour leur conservation & l'ornement de la bouche ; c'est pourquoi j'ai conseillé plus haut aux peres & meres de la leur faire visiter depuis l'âge de sept ans jusqu'à celui de quinze à seize. Les autres causes les plus communes de cette carie viennent des humeurs tartreuses qui s'arrêtent autour d'elles ; elles s'accumulent par le grand usage qu'on fait des alimens trop acides, comme ragoûts de toute espece, ceux que l'on prend trop chauds ou trop froids, le mauvais air, ou l'air trop vif, une falive altérée , l'ufage de la lime indifcretement employée, les coups, l'application de certains corps durs , les efforts violens , &c.

Les caufes internes de la carie fe trouvent dans la maffe d'un fang de mauvaife qualité,& qui , devenant moins fluide par l'épaiffiffement de la limphe , occafionne cette déperdition de fubftance dont j'ai parlé, forme des embarras & des engorgemens dans les petits vaiffeaux où il circule ; & la circulation une fois interrompue,il s'enfuit des obftructions qui carient les dents.

Quand une fois la carie commence, elle fait en peu de tems de grands progrès ; les dents étant arrofées fans ceffe par l'humidité de la bouche , joint à la pourriture qu'occafionnent les alimens qui y féjournent, & qui fait corps pour ainfi dire à la longue avec elles , il en réfulte une odeur infecte , ce qui ne feroit point arrivé, fi elles euffent été plombées à propos ; & le nerf paroît alors à découvert.

Ce nerf qui ne peut fouffrir l'air , le froid ni le chaud, caufe les plus vives douleurs , & empêche abfolument toute fonction de la mâchoire du côté affligé,prive le malade de tout repos , fans compter mille accidens qui lui furviennent , des fluxions, des abcès , des dépôts dans le fiuus , des excroiffances charnues , des ulceres , des fiftules qui deviennent fouvent très-dangereufes , & peuvent carier jufqu'aux os maxillaires. Dans tous ces cas cependant , & à moins que les os ne foient totalement endommagés , il arrive que l'extraction des dents ou de leurs racines fuffit quelquefois pour la guérifon.

Je ferois un volume , fi je voulois décrire tous les maux dont font affligées , par leur négligence , les perfonnes qui n'ont point recours au Dentifte qui peut y remédier à tems. Ce que je viens de dire doit fuffire , je crois , pour engager tous les gens fenfés , amis d'eux - mêmes & de leur fanté , à fe conferver par ce moyen un meuble auffi précieux qu'utile.

C'eft en conféquence que j'ofe préfenter avec confiance au Public les moyens fûrs, que je lui ai annoncés , de conferver les dents jufqu'à l'extrême vieilleffe. Il fiéroit mal à un artifte de fe faire valoir, s'il ne s'y trouvoit fouvent obligé pour l'intérêt & la confervation de fes femblables ; ce font les feuls motifs qui me guident , & qui m'engagent à lui en faire part. Je confeille toutefois aux perfonnes dont les dents feront en mauvais état , & qui voudront bien m'en confier la cure , de ne point attendre à l'extrêmité pour faire ufage de ces moyens que je leur propose. Ils seroient sans doute efficaces pour leur guérison ; mais je ne répondrois pas de la conservation & de la durée de leurs dents : celles au contraire qui préviendront le mal , & qui auront l'attention , comme je l'ai dit , de faire visiter leur bouche au besoin , doivent s'attendre à voir accomplir ma prédiction.

D'après l'essai que j'ai fait de toutes les essences , élixirs , huiles de gérofle , de canelle , & autres qu'on emploie ordinairement pour ôter les douleurs de dents , & dont on conseille même l'usage comme propre à leur guérison , je ne me suis jamais apperçu qu'elles en aient opéré une seule radicale , à moins qu'on n'en fasse un très-long usage , & qu'on ne les applique avec beaucoup de ménagement. Je suis donc fondé à croire , par l'épreuve que j'ai fait de ces remedes , que s'ils ne sont pas des palliatifs , ils operent très-lentement , & ne détruisent pas tout d'un coup, comme on se l'imagine , le nerf , siege de la douleur. J'en sais trois assurés qui sont capables de l'enlever sur le champ , savoir , la luxation , l'application du cottere actuel , seuls moyens que les Dentistes les plus expérimentés mettent en usage. Le troisieme est une poudre , de l'appli-

cation de laquelle s'enſuivent ſur le champ
la ceſſation de la douleur, & ladeſtruc-
tion du nerf. Je dois cette découverte à
mes recherches, & j'ai la ſatisfaction d'é-
prouver que rien ne réſiſte à ſon effica-
cité. Quand ces trois moyens d'opérer
ſûrement ſont mis en uſage par le Dentiſte, avec choix des dents qui doivent les
ſupporter, c'eſt-à-dire, quand il a bien
examiné les dents qui peuvent ſe conſerver par ces opérations, & qu'enſuite il
les a plombées, il eſt indubitable qu'on eſt
guéri ſans retour.

C'eſt donc par ces opérations bien en-
tendues, & que je ſerois à portée de
faire ſur des bouches dont on me confie-
roit l'entretien, ou ſur celles que j'aurois
guéries, & que je viſiterois de tems en tems,
pour les purger de ce limon tartreux, prin-
cipale cauſe de la perte des dents ; c'eſt, dis-
je, par ces opérations, qui ſont du reſſort
de mon art, & dont j'oſe aſſurer la réuſſite,
que je prétends démontrer efficacement au
Public qu'il eſt poſſible de conſerver ſes
dents juſque dans un âge très-avancé.

Il me reſte à dire un mot d'autres opérations, qui ſont ſenſées de pur agrément
par la plupart de ceux qui n'en connoiſſent
pas l'utilité ; & qui ſont bien eſſentielles
pour les perſonnes à qui la nature a refuſé
les avantages d'avoir de belles dents, ou

pour celles qui les ont perdues par accidens, ou à qui elles ont percé hors de
rang ; dans ces cas il eſt toujours poſſible
de les redreſſer par le moyen des files &
des plaques ; cette opération ne fait aucun
mal, & doit être préférée à la méthode
de ceux qui ſe ſervent des inſtrumens dont
l'uſage eſt auſſi douloureux que les effets
en ſont dangereux.

J'ai trouvé d'excellens moyens inuſi-
tés juſqu'alors, de remettre des dents naturelles à la place des mauvaiſes ou chi-
cots qui déparent la bouche. Ces dents ne
peuvent être remiſes que ſur le devant.
Elles ſont dix à chaque mâchoire, ſavoir,
quatre inciſives, deux canines, & quatre
petites molaires qui n'ont ordinairement
qu'une racine, & dont on trouve mieux
la direction pour les bien placer. Je garan-
tis la réuſſite de cette opération, quelque
extraordinaire qu'elle paroiſſe, & je puis
aſſurer, que je n'ai jamais remis de ces
dents naturelles, qu'elles n'aient repris à
merveille, & fait les mêmes fonctions
que les premieres. C'eſt ſur-tout dans ces
ſortes d'opérations que je me ſuis efforcé
de me rendre expert.

Je travaille d'autres dents qu'on
nomme artificielles, & je puis aſſurer
être parvenu à les perfectionner ; je les

affujettis folidement dans quelque endroit
que ce foit de la bouche , au point qu'on
peut manger deffus. Je fais des rateliers
entiers qui ne donnent aucune odeur ; il
faut les favoir fuppofés pour deviner que
ce font des dents artificielles. Je compofe
enfin des poudres & des opiats , dont on
peut ufer en toute fûreté ; ils blanchiffent
les dents , & fortifient les gencives. Au
défaut de ces poudres & de ces opiats ,
dont tout le monde ne veut pas fe fervir,
j'ai trouvé la compofition d'une eau fou-
veraine qui produit les mêmes effets. Je
ne puis à cet égard trop recommander au
Public d'être en garde contre tous les
charlatans, dont les poudres, opiats, élixirs,
&c. font , fuivant eux , des fecrets merveilleux , & dont les effets font toujours
funeftes.

Mon deffein n'étoit point , pour m'ac-
créditer , de produire aucuns certificats
des cures que j'ai faites. Je pourrois en
citer de très-authentiques , fi je croyois
en avoir befoin pour mériter la confiance
du Public ; mais , comme je n'ai voulu
que l'éclairer fur fes propres intérêts , &
non pas le féduire par les charmes du
charlatanifme que je condamne , je me
contenterai , en finiffant cette petite bro-
chure , de relater le fait fuivant , pour
céder aux follicitations des perfonnes qui

en ont été les témoins , & aux inftances même de la Demoifelle que j'ai opérée , & qui a bien voulu que je rende fa cure publique.

Le 31 octobre 1769 , je fus mandé chez Madame Thibault , rue de Condé , pour vifiter la bouche de la Demoifelle de Feuquieres fa coufine , arrivant de Dreux pour fe faire extraire la majeure partie de fes dents. Elle m'affura qu'elle fouffroit depuis trois mois des douleurs infupportables , qui ne l'avoient pas laiffé jouir d'un moment de repos ; qu'elle avoit employé tous les remedes poffibles pour en calmer les douleurs; qu'ils avoient été inutiles ; & qu'en un mot , elle étoit réfolue de fe les faire extirper toutes , plutôt que d'en fouffrir davantage.

D'après le plus foigneux examen de toutes fes dents , je défefpérai d'abord de les lui conferver. Elles étoient dans un état pitoyable ; cependant , comme je ne vis point de milieu , entre les lui ôter toutes ou en tenter la guérifon , je pris ce dernier parti.

Je jugeai abfolument néceffaire l'extraction de deux que la carie avoit détruites ; je lui luxai quatre groffes molaires , deux à la mâchoire fupérieure , & les deux autres à l'inférieure (elle en fouffroit horriblement). Je les plombai.

Au bout de huit jours ; je lui en tirai deux mauvaises, que je remplaçai par d'autres naturelles, favoir, la canine, & la premiere des petites molaires de la mâchoire inférieure du côté gauche, qui reprirent à merveille. Je limai à la mâchoire fupérieure trois incifives, auffi cariées jufqu'à la gencive ; j'en détruifis le nerf par le cottere actuel, & j'en fubftituai d'autres à pivots ; fucceffivement j'opérai, avec le même foin, fur toutes les autres qui pouvoient être confervées, foit en détruifant, par le fecours de la lime, celles qui étoient endommagées, foit en les plombant, foit en les égalifant & les mettant de niveau.

Le furlendemain de ces opérations, dont la réuffite furpaffa mon attente & celle de la malade, les douleurs cefferent entierement ; la Demoifelle, dont le tempérament & la fanté étoient tellement épuifés, qu'elle ne paroiffoit plus qu'un fquelette ; cette Demoifelle, dis-je, reprit de jour en jour fon embonpoint, fes forces & fon repos. Elle eft repartie au bout de quinze jours pour Dreux, où elle fait voir avec étonnement, à tous ceux qui la connoiffent, les preuves certaines d'une guérifon qu'ils regardent comme miraculeufe, & dont le fuccès n'eft jamais douteux, quand il ne dépend que des soins , de l'adreſſe & de la prudence du Dentiſte éclairé qui l'opere.

Je n'ai plus rien à ajouter : & je finis par inviter le Public à faire uſage des inſtructions que j'ai pris la liberté de lui donner pour ſa propre utilité ; & j'oſe l'aſ-ſurer qu'il s'en trouvera bien.

On me trouvera chez moi indiſtinc-tement tous les jours après-midi ; allant en ville les matins chez les perſonnes où je ſuis mandé.

A l'égard des pauvres qui auront beſoin de mon miniſtere , ils doivent en atten-dre tous les ſecours que l'humanité m'or-donne de leur procurer. Je prie en con-ſéquence Meſſieurs les Curés de chaque Paroiſſe de me les adreſſer les après-midi des mardi & jeudi de chaque ſemaine.

F I N.

APPROBATION.

J'AI lu par ordre de Monſeigneur le Chancelier, un manuſcrit qui a pour titre : *Inſtructions néceſ-ſaires pour l'entretien des dents , moyens les plus ſurs d'en prévenir les douleurs, & de les conſerver juſques dan: une extrême vieilleſſe; & je n'ai rien trouvé qui puiſſe en empêcher l'impreſſion. Ce 17 Décembre 1769.*

S U B.

état où l'approbation y aura été donnée, ès mains
de notre très-cher & féal Chevalier, Chancelier,
Garde des Sceaux de France, le sieur DE MEAUPOU ;
qu'il en sera ensuite remis deux exemplaires dans
notre Bibliothéque publique, un dans celle de
notre Château du Louvre, & un dans celle dudit
sieur DE MEAUPOU ; le tout à peine de nullité des
Présentes. Du contenu desquelles vous man-
dons & enjoignons de faire jouir ledit Exposant
& ses ayant causes, pleinement & paisible-
ment, sans souffrir qu'il leur soit fait aucun
trouble ou empêcnement. Voulons qu'à la copie
des Présentes, qui sera imprimée tout au long
au commencement ou à la fin dudit Ouvrage,
foi soit ajoutée comme à l'original. Commandons
au premier notre Huissier ou Sergent sur ce requis,
de faire pour l'exécution d'icelles tous actes requis
& nécessaires, sans demander autre permission ;
& nonobstant clameur de haro, charte normande,
& lettres à ce contraires : Car tel est notre plaisir.
DONNÉ à Paris le mercredi septieme jour du mois
de Février l'an mil sept cent soixante-dix, & de
notre regne le cinquante-cinquieme. Par le Roi
en son Conseil,

LE BEGUE.

*Regiſtré ſur le Regiſtre XVIII de la Chambre
Royale & Syndicale des Libraires & Imprimeurs de
Paris, N°. 1028, conformément au Réglement
de 1723, qui fait défenſes, art. 41, à toutes perſonnes, de quelque qualité & condition qu'elles
ſoient, autres que les Libraires & Imprimeurs, de
vendre, débiter, faire afficher aucuns Livres pour
les vendre en leurs noms, ſoit qu'ils s'en diſent les
Auteurs ou autrement, à la charge de fournir à
la ſuſdite Chambre neuf exemplaires preſcrits par
l'art. 108 du même Réglement. A Paris, ce 7 Mars
1770.*

KNAPEN, Adjoint.

1.er aout 1771.